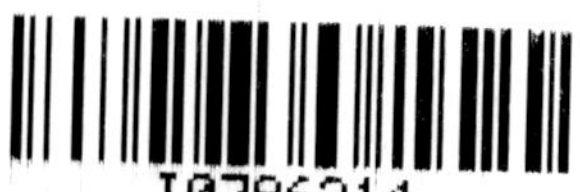

I0786214

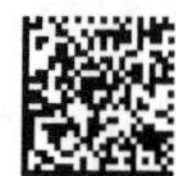

www.ingramcontent.com/pod-product-compliance
Lightning Source LLC
Chambersburg PA
CBHW060045260726
48658CB00004B/1187

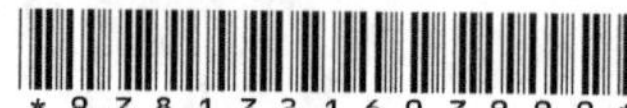